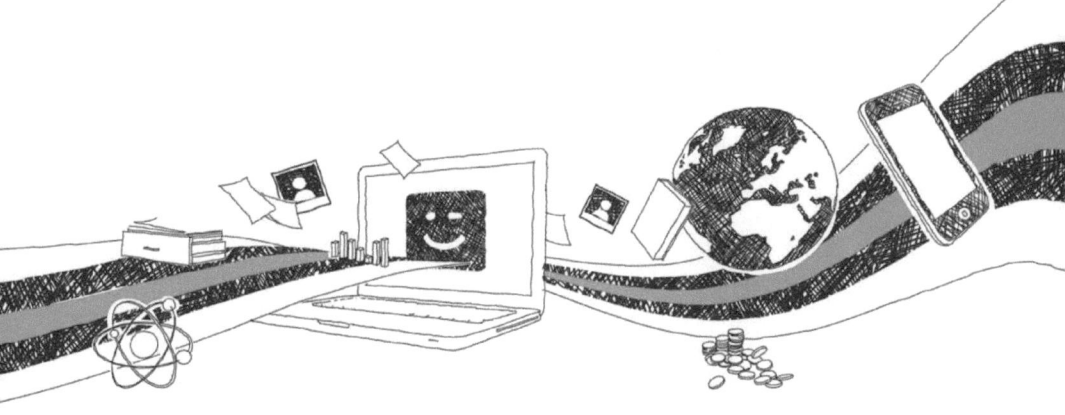
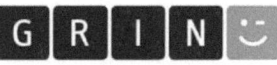

Bibliografische Information der Deutschen Nationalbibliothek:

Die Deutsche Bibliothek verzeichnet diese Publikation in der Deutschen National-
bibliografie; detaillierte bibliografische Daten sind im Internet über http://dnb.d-
nb.de/ abrufbar.

Impressum:

Copyright © 2014 GRIN Verlag
Druck und Bindung: Books on Demand GmbH, Norderstedt Germany
ISBN: 9783668915275

Dieses Buch bei GRIN:

https://www.grin.com/document/461857

Anonym

Historische Medizinlehre. Krankheitskonzepte im Wandel der Zeit

GRIN Verlag

HISTORISCHE MEDIZINLEHRE
Krankheitskonzepte im Wandel der Zeit

Universität Augsburg
Philologisch- Historische Fakultät
Lehrstuhl für Europäische Ethnologie/ Volkskunde
Wintersemester 2013/2014
Proseminar: Einführung in die Kulturgeschichte Volksmedizin

Inhalt

1. Einleitung

Kranksein – Gesundsein, diese Themen beschäftigen den Menschen seit jeher und heute immer noch. In der „Gesundheitsgesellschaft" des 21. Jahrhunderts versucht jeder, die bestmöglichen präventiven Maßnahmen zu treffen, um Krankheiten vorzubeugen. Die Rede ist von hunderten von verschiedenen Diäten, Ratgebern zur gesunden Ernährung und der Allgegenwärtigkeit von Fitnessstudios und Werbung für allerlei Sportartikel und Medikamente, die man schon beim ersten Anzeichen einer Erkältung einnimmt, um gar nicht erst krank zu werden. Doch wie sah das vor 1000, 400 oder 50 Jahren aus? Es war immer eines der wichtigsten Anliegen der Forscher, zu erklären, warum der Mensch krank wird. Aber natürlich auch die verschiedensten Heilmethoden wurden eingehend erforscht und erprobt. Die Diät war zum Beispiel sehr lange Zeit eines der wichtigsten therapeutischen Mittel – und sie ist es heute noch und wird heute noch viel diskutiert und in unendlichen Facetten praktiziert. Doch welcher Wandel lässt sich bezüglich der Vorstellung von Krankheit in der geschichtlichen Entwicklung erkennen? Dies soll in der Arbeit dargestellt werden. Es wird aufgezeigt, welche Ansichten von Kranksein und Gesundsein es gab und gibt und wie die jeweiligen Zustände erklärt wurden und werden. Bei einem geschichtlichen Überblick über die Jahrhunderte wird der Fokus auf genau diese Aspekte gelegt, weswegen andere, ebenso wichtige - aber im Rahmen der Arbeit ausgeklammerte -, Themen der geschichtlichen Entwicklung weggelassen werden. Auf der Grundlage der geschichtlichen Entwicklung folgt eine Eingliederung der verschiedenen Krankheitstheorien in Gruppen beziehungsweise Konzeptkategorien. Abschließend folgt ein kurzer Versuch einer Darstellung des heute vorherrschenden Krankheitskonzepts.

2. Definitionen

Zunächst ist jedoch eine Klärung einiger im Folgenden wichtiger Begriffe sinnvoll. Die **Pathologie** ist die (Medizin-)Lehre von Krankheiten, besonders von ihrer Entstehung und den durch sie hervorgerufenen organisch-anatomischen Veränderungen. [1] Die **Ätiologie** ist (bildungssprachlich) die Lehre von den Ursachen (besonders von Krankheiten) oder auch ein zugrunde liegender ursächlicher Zusammenhang (besonders bei Krankheiten).[2] Die **Iatrologie** ist die ärztliche Lehre oder auch die Lehre von der ärztlichen Heilkunst.[3]

---

[1] o.A., Pathologie, 2014.
[2] o.A. Ätiologie, 2014.
[3] o.A. Iatrologie, 2014.

3. Historische Entwicklung

3.1 Heilkunde und Krankheitskonzepte der Naturvölker

Schon in den medizinischen Praktiken der Naturvölker finden sich Vorstellungen von Krankheit und Gesundheit. Ein gutes Beispiel ist die Vorstellung von Krankheit bei den Apachen: Die Krankheit entsteht ihrem Glauben nach durch übernatürliche Einwirkung von tierischen Geistern, Dämonen oder Zauberern. Behandelt werden die Krankheiten dann ebenfalls durch eine „magische Person", nämlich durch den Medizinmann beziehungsweise einen Schamanen, der verschiedene Zeremonien – wie zum Beispiel Gebete oder Trommelriten – durchführt. Die krankheits-verursachenden Geister oder Dämonen sind laut der Vorstellung der Naturvölker durch Tabuverletzungen beleidigt worden und beauftragen deswegen einen Zauberer – also einen Menschen mit magischen Kräften – die Krankheit zu senden. Die Naturvölker bedienen sich also einer naheliegenden Erklärung, die in der Familie und der Gesellschaft begründet ist. Dazu bemerkt Ackerknecht, dass eine fiktive, übernatürliche Familie von Totemtieren, Geistern und Göttern willkürlich Krankheiten verhängt oder sie als Strafe für die Überschreitung gesellschaftlicher Regeln gesehen werden. Die Krankheit erhält hiermit einen Sinn, den sie in den modernen Gesellschaften verloren hat.[4]

3.2 Heilkunde und Krankheitskonzepte der Hochkulturen

Auch die ägyptische Hochkultur sieht den Verursacher der Krankheiten in Geistern und Dämonen. Allerdings lag die Behandlung der Kranken in anderen Händen: Es existierten sogenannte Priester-Ärzte, die in ihr Handwerk in Tempelschulen ausübten und die Patienten mit magischen Formeln und Amuletten behandelten. Doch die Dämonen wurden später durch Götter ersetzt. Der Tempelschaf – auch Inkubation (lat. incubatio = das Brüten) - war allgegenwärtiges Heilmittel. Auch galten bestimmte Götter als Schutz-Götter vor der Krankheit. So waren Re, Toth und Isis heilende Götter, Imotep der Gott des Tempelschlafes, wobei Sekhmet die Göttin der Pest war, also Epidemien aussandte aber auch wieder beseitigte. Zur Behandlung bevorzugte man die Drecksapotheke und Polypharmazie, außerdem „scheinen die Ägypter den Begriff der vier grundlegenden Elemente entwickelt zu haben – Feuer, Wasser, Luft und Erde -, ein Begriff, der in der Medizin bis in die Neuzeit eine sehr wichtige Rolle spielte."[5]

---

[4] Ackerknecht 1992, S. 13-17
[5] Ebd. S.22

Die Krankheitstheorie in Mesopotamien – also dem babylonischen Reich – war ebenfalls religiös.[6] „Krankheit galt als eine Bestrafung für Sünde, die einen Zustand der Unreinheit hervorrief.“[7]

In Mittel- und Südamerika herrschten ebenfalls religiöse Krankheitstheorien vor. Der Priester war ebenso König, also auch politisches Oberhaupt. Auch hier gilt die Sünde als die Hauptursache für Krankheiten, die Beichte wird als häufige Methode zur Heilung angewandt. In der altmexikanischen Medizin wurde die Astrologie als Diagnostik herangezogen. Doch auch das Interesse an der Natur fehlte nicht: die Azteken kannten 1200 medizinische Pflanzen. Zur Heilung wurde aber auch auf Ausräucherung, Baden, Aderlass und Diät zurückgegriffen.

In der alten peruanischen Kultur bestand der magische Ritus der Übertragung der Krankheit auf Tiere, diese wurde meist bei Meerschweinchen durchgeführt.

Bei den Inkas herrscht wie auch bei anderen Naturvölkern eine magisch-religiöse Vorstellung von Krankheit vor, man glaubt an die Beseeltheit der Natur.[8]

Im alten Indien existiert neben der Humoralpathologie auch der Glaube an die Besessenheit durch Dämonen, ebenso wie die Karma-Theorie, also ein Wandel der Seelen oder die „Auffassung, dass die Krankheit die Strafe für eine in früheren Leben begangene Sünde sei.“[9] Es gibt fünf Grundprinzipien: Erde, Wasser, Luft, Feuer und Himmel, zwei Qualitäten: Heiß und kalt, drei Grundsäfte: Luft, Galle und Schleim und sechs Körperelemente: Chylus, Blut, Fleisch, Knochen, Mark, Samen. Die Krankheit und deren Symptome werden durch Verlust oder Überfluss an Elementen oder Säften hervorgerufen. Im Zentrum der Therapie steht die Diätetik.

Die altchinesische Heilkunde beruht auf der Ying-Yang-Philosophie und benutzt Akupunktur und Schamanismus als Heilmittel. Es existieren fünf wichtige Grundelemente: Planeten, Jahreszeiten, Töne und Organe. Die Krankheit wird als Disharmonie dieser Elemente verstanden.[10]

3.3 Die Heilkunde und Krankheitsvorstellung der griechischen Welt

„Die [...] Epochen der griechischen Medizin haben [...] alle eins mit der modernen Medizin gemeinsam: Die Krankheit wurde nicht mehr als übernatürliche Erscheinung angesehen; sie wurde von einem rationalen, naturalistischen und wissenschaftlichen Gesichtspunkt aus betrachtet.“[11]

---

[6] Ackerknecht 1992, S. 22ff.
[7] Ebd. S.23
[8] Ebd. S.24ff.
[9] Ebd. S.28f.
[10] Ebd. S29f.
[11] Ebd. S. 35ff.

Diese Aussage von Ackerknecht über die griechische Heilkunst ist richtig, jedoch ist die Medizin im alten Griechenland nach wie vor von religiösen Vorstellungen geprägt und deswegen zumindest in der frühen Zeit nicht vollständig auf Wissenschaft gestützt. Die religiöse Medizin hat auch einen Heilgott, nämlich Apollo. Dieser wird später von Asklepios abgelöst. Ihm gehören die Symbole des Wanderstaben und der heiligen Schlange an. Auch in der griechischen Heilkunde wurde Tempelschlaf – oft in Verbindung mit Baden – zur Behandlung verschrieben. Der große Denker seiner Zeit war Hippokrates – er „erfand" ein völlig neues Bild vom Krank- und Gesundsein das sich noch viele Jahrhunderte lange halten sollte. Und zwar die Humoralpathologie. [12]

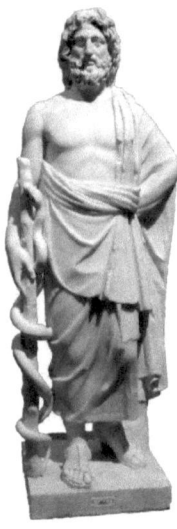

Abb. 1 Asklepios Statue

Torso datiert etwa erste Hälfte 2. Jahrhundert n. Chr., Kopf zweite Hälfte 2. Jahrhundert. Rechter Arm und Stab ergänzt. (Rekonstruktion aus dem 18.Jahrhundert)

3.3.1 Die hippokratische Medizin

Im „Corpus Hippocratum" schrieb er seine Krankheitskonzepte und Ideen zusammen. Nach seinen Ausführungen gibt es vier Körpersäfte: Das Blut (dem Herzen zugeordnet), den Schleim (der dem Gehirn zugeordnet ist), die gelbe Galle (Leber) und die schwarze Galle (entsteht in der Milz). (siehe Abb. 2) Die Gesundheit ist nach Hippokrates ein Zustand der harmonischen Mischung der Säfte (Eukrasie) und die Krankheit ist ein Zustand der falschen Mischung der Säfte (Dyskrasie). Um bei einer Krankheit wieder die Eukrasie zu erreichen, müssen dem Körper Säfte genommen oder beigeführt werden. Das ist die hippokratische Begründung für die Evakuationstechniken, also Aderlassen, Schröpfen, Abführen, Erbrechen, Schwitzen, Urinieren.

---

[12] Ackerknecht 1992, S.35ff.

Aber nicht nur diese verschiedenen Methoden zur Säfte Wiederherstellung sind Gegenstand der Heilung, auch die Diät nimmt einen zentralen Punkt in der Behandlung ein.[13]

3.3.2 Die Heilkunde in der Epoche des Hellenismus

In der Epoche des Hellenismus basiert das Krankheitsverständnis meist auf dem Humoralismus, es existieren viele wechselnde Medizinschulen oder –zentren, auf die im Einzelnen nicht genauer eingegangen werden soll. Es gab jedoch vereinzelt Foschungen in eine andere Richtung: So gab Erasistratos aus Keos die Humoralpathologie zugunsten einer Solidarpathologie auf. [14]

> „Er betrachtete als wesentliche Körperelemente die Atome, die durch äußere Luft („pneuma"), welche in den Arterien zirkulierte, belebt wurden. Die Verdauung war für ihn ein reich mechanischer Vorgang; die Krankheit wurde nach ihm in der Hauptsache durch einen lokalen Blutdrang verursacht, der die Zirkulation des „pneuma" störte. Die Solidarpathologie ist somit eine alexandrinische Erfindung."[15]

Durch den gegen Ende des 3. Jahrhundert v. Chr. entwickelten Empirismus wurden umfangreiche Fortschritte in der Medizin gemacht, besonders in den Gebieten der Symptomatologie, Pharmakologie und Chirurgie.[16]

3.4 Heilkunde und Theorie der Krankheit im römischen Reich

3.4.1 Gegenbewegungen zur Säftelehre

Im Römischen Reich gab es neben den Verfechtern des Humoralismus auch einige Gegner. Die Krankheitsauffassung des Asklepiaedes von Bithynien im 1. Jahrhundert vor Christus war eine andere: Er glaubte an eine anatomische Pathologie, bei der eine mechanische Störung der Bewegung der Atome durch die Körperporen Krankheiten verursacht. Er war gegen Aderlass und Purgieren und riet den Kranken meist eine Diät zur Heilung, die hauptsächlich auf Weingenuss ausgelegt war.[17]

Eine neue medizinische Sekte, die Methodisten, reduzieren ihre Methoden zur Heilung auf einige wenige. Entweder litt der Kranke an einem Zustand des „status strictus", also einer Verengung der inneren Poren, oder in einem „status laxus", also einer übermäßigen Erschlaffung der Poren. Auch wenn in der Anike einige Römer großes Interesse an Krankheitstheorien und deren Erforschung hatten, schreibt Ackerknecht über die Heilkunde in der Antike:[18]

---

[13] Ackerknecht 1992, S.38-44
[14] Ebd., S.47
[15] Ebd., S.47
[16] Ebd., S. 47f.
[17] Ebd., S.49.
[18] Ebd. S.50ff.

„Während der ganzen Antike bleib die Medizin in griechischen Händen. Die Römer vollbrachten große Leistungen auf den Gebieten Gesetzgebung, Regierung, Kriegsführung und Architektur; doch sie entwickelten nie ein eigenes Talent in Philosophie, Kunst, Medizin oder Wissenschaft. Die lateinischen medizinischen Werke waren in der Hauptsache Kompilationen."[19]

3.4.2 Galen

Bei Galen, vermutlich dem größten Arzt der Antike seit Hippokrates, wurde die Humoralpathologie weiterentwickelt und ausgebaut. Da eine Vielzahl von Sekten und Theorien vorherrschte, war das Verlangen nach einer Synthese groß. Vor Galen war die Medizin vor allem eine Kunst beziehungsweise ein Handwerk – mit Galen wurde sie zur Wissenschaft. Da er ein hervorragender Sezierer war, erlangte er Fortschritte in der Kenntnis von Muskeln und Knochen. Er galt einerseits als großer Physiologe, da er ein System der Physiologie implementierte und die Funktion der Nerven feststellte, des Weiteren entwarf er eine Theorie der Blutbewegung. Andererseits war Galen auch ein Pathologe: Seine Krankheitstheorie entsprach in den Grundzügen der Humoralpathologie und der aristotelischen Teleologie, also der Lehre von der Zweckbestimmung alles irdischen Geschehens. Eine große Rolle in der Pathologie Galens nahmen die „kritischen Tage" ein, die Therapie war schematisch und methodisch gegliedert und ebenfalls an der Säftelehre orientiert, Aderlass und Abführen wurde angewandt.[20]

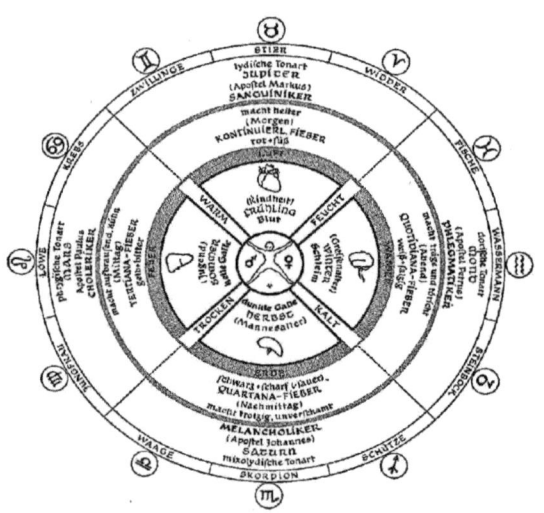

Abb. 2 Viererschema der Zuordnung von Säften, Qualitäten, Elemente, Planeten, Sternzeichen usw. entworfen von R. Herrlinger. Innerster Kreis nach dem Corpus Hippocratum, mittlerer nach Galen bzw. Pseudogalen, dritter Kreis mit mittelalterlichen Erweiterungen.

[19] Ackerknecht 1992, S.50ff.
[20] Ebd.,S. 51-55.

3.5 Heilkunde des Mittelalters - Iatrotheologie

Die Heilkunst des Mittelalters lässt sich einteilen in zwei Perioden: die Periode der Mönchsmedizin und die Periode der arabischen Medizin. Im Frühmittelalter sind die Vorstellungen meist religiöser oder magischer Natur, was sich durch das intensive Quellenstudium der antiken Texte, aber auch durch heidnische und christliche Einflüsse erklären lässt. In der Periode der Mönchsmedizin werden die Krankheitsvorstellungen durch christliches Gedankengut geprägt. Die Krankheit ist demnach entweder Strafe für Sünden oder Besessenheit durch den Teufel oder Folge von Hexerei. Auch christlich sind die Therapiemethoden: Gebet, Buße und Beistand durch Heilige sind die vorherrschenden Heilmittel. Die zweite Periode – die der arabischen beziehungsweise scholastischen Medizin – heißt so, weil sie nicht mehr in Klöstern, sondern in Schulen, also meist in Universitäten, gelehrt wurde. Es erfolgt eine Anlehnung an galenische Theorien, also sozusagen eine Wiederholung griechischer Beobachtungen, Theorien und Rezepte. Zusätzlich werden aber noch Heiligenverehrungen mit eingebunden.

Als in der Zeit der Pest keine Lösung durch die Erkenntnisse von Galen gefunden werden kann, findet man nach und nach zu einem besseren Verständnis von Ansteckungsmöglichkeiten, das zum Beispiel zur Entwicklung der Quarantäne führt.[21]

3.6 Die Medizin der Renaissance - Umbruchstimmung

Die Renaissance ist als Epoche von gewaltigen Umschwüngen charakterisiert. So fallen zum Beispiel die Erfindung des Druckens, die Entdeckung des Seeweges nach Indien und Amerika und die Einführung des freien Marktes in diese Zeit. Auch in Bezug auf die Medizin gibt es viele Fortschritte: Fracastoro stellt die erste folgerichtige, wissenschaftliche Theorie zu übertragbaren Krankheiten auf. Er sagt, dass kleine Keime, die die Kraft besitzen, sich im Körper des Kranken zu vermehren, epidemische Krankheiten hervorrufen. Außerdem begründet Andreas Vesal die wissenschaftliche Anatomie, in seinem Buch „De Humani Corporis Fabrica Septem" beschreibt er seine Beobachtungen. Da die Theorien denen Galens widersprechen, wird seine Forschung sehr kritisch aufgenommen und es werden unsinnige Theorien aufgestellt, um die Gültigkeit der galenischen Lehre aufrechtzuerhalten. Auch Paracelsus stellt die Humoralpathologie in Frage, er meint, dass die traditionellen Bücher ein Hindernis der modernen Medizin darstellen. Man solle zum „Buch der Natur" zurückkehren. Seine krankheitstheoretischen Ansätze beruhten auf der Astrologie und Alchimie. [22]

---

[21] Ackerknecht 1992, S.56-64.
[22] Ebd.,S.66 – 74.

So glaubte er, „ebenso wie die Konstellationen die das irdische Leben bedingen, ständig wechselten, so müßten die Krankheiten und ihre Behandlung wechseln."[23] Aber auch der Alchimie bediente er sich, meist um nach neuen Arzneien zu forschen. Agricola (Georg Bauer) aus Chemnitz vertrat die Theorie, dass Krankheiten durch „Samen" hervorgerufen werden. Sie war eine frühe Version der Mikrobentheorie.[24] Paracelsus, der in der Renaissance viel forschte, stellte – anstatt die Theorie von Galen zu widerlegen – selbst ein Theoriengeflecht auf, das genauso wenig richtig war. Beispielsweise ersetzte er die vier Elemente durch drei Prinzipien: Schwefel, Quecksilber und Salz.[25]

3.7 Die Medizin des 17.Jahrhunderts - Iatrochemie und Iatrophysik

Das 17. Jahrhundert ist „das Jahrhundert der Mathematiker-Philosophen".[26] Alle Zweige der Medizin entwickeln sich hier weiter, vor allem die Anatomie, die Psychopathologie und die Epidemiologie sowie die Chemie. Es wurden ebenso zwei neue Gebiete erschlossen: Die experimentelle Physiologie und die mikroskopische Anatomie. Letztere ist auf die Erfindung des Mikrokopses um 1600 zurückzuführen. Die Physiologie stellt die Untersuchung nach dem Zweck der Organe und Gewebe dar. Größter Physiologischer Fortschritt war die Entdeckung des Blutkreislaufes von Willam Harvey um ca. 1616. Diese stellte nicht nur eine bloße Theorie, sondern einen Beweis durch Morphologie, Mathematik und experimentelle Argumente dar. Durch die Neuerung war zum ersten Mal die Möglichkeit der intravenösen Injektion und der Bluttransfusion geboten. Da im 17. Jahrhundert verstärkt die Erkenntnisse der Physik und Chemie auf die Medizin angewandt werden, spricht man von naturwissenschaftlichen Krankheitsvorstellungen also einer Solidarpathologie. Sie entsprechen der Iatrochemie beziehungsweise Iatrophysik und stellen nach 1400 Jahren der Humoralpathologie einen großen Schritt in der Geschichte der Krankheitskonzepte dar. Doch die Erklärung der Krankheit rein durch Naturwissenschaften löste schnell eine Gegenbewegung aus: Der Vitalismus meint, dass das Phänomen des Lebens nicht in den Begriffen der Physik und Chemie erfasst werden kann.[27]

---

[23] Ackerknecht 1992, S. 74.
[24] Ebd.
[25] Ebd., S.74f.
[26] Ebd., S. 78.
[27] Ebd., S.78-89.

3.8 Die Medizin des 18.Jahrhunderts

Im nächsten Jahrhundert bestanden Iatrochemie und –physik weiter, jedoch gewann die vitalistische Gegenbewegung einen Aufschwung. Der Animismus von Georg Ernst Stahl sieht die Krankheit als durch die Einwirkung einer Seele oder Anima, die jeden Teil des Organismus bewohnt und seine spontane Zersetzung verhindert, bedingt. Auch die Theorie von Friedrich Hoffmann ist neu, er sah den Körper als eine Art hydraulische Maschine an. Eine hypothetische Flüssigkeit, die im Nervensystem zirkulierte, hielt ihn in Gang. John Browns System der Krankheitserklärung sieht Reiz von außen als einen entscheidenden Einfluss auf das Leben, also auch auf Gesundheit und Krankheit. Letztere ist entweder „Sthenia", das heißt Überreizung oder „Asthenia", die Unfähigkeit auf Reize zu reagieren. Große Veränderungen verzeichnet die Medizin in der Aufklärung. Die Sozialwissenschaft wird begründet, viele große Denker wie Diderot, Voltaire und Rousseau bestimmen die vorherrschende Philosophie und die Industrialisierung nimmt ihren Lauf.

Im Zuge der gesellschaftlichen Umbrüche verliert der Glaube an Teufel und Besessenheit an Relevanz. Wichtige Weiterentwicklungen gibt es bezüglich der Psychologie: Die „Geisteskranken" fallen nun in die Zuständigkeit des Arztes, wodurch die geistigen Störungen als Krankheiten anerkannt werden. Ihre Behandlung fällt deswegen weniger grausam aus, soziale Schwierigkeiten werden als Ursache für Geisteskrankheit anerkannt. [28] Ebenso ein Produkt des 18 Jahrhunderts ist das homöopathische System Samuel Hahnemanns. Zur Heilung wird bei der Homöopathie auf unendlich kleine Dosen solcher Arzneimittel zurückgegriffen, die bei höheren Dosen Symptome der Krankheit verursachen würden. Der Leitspruch Hahnemanns ist „similia similibus curuntur" also gleiches heilt gleiches. Diese Auffassung stellt eine unschädliche Variante zu andern Heilverfahren dar, ist jedoch bis heute nicht eindeutig wissenschaftlich bestätigt worden. [29]

3.9 Die Medizin des 19.Jahrhunderts

Im Zuge des 19. Jahrhunderts geschieht eine systematische Entwicklung und Anwendung der Naturwissenschaften auf die Medizin. Die Krankenhausmedizin wird begründet und es erfolgen Gründungen von klinischen Schulen in ganz Europa (beispielsweise Paris, Dublin, London, Wien und Berlin).

---

[28] Ackerknecht 1992, S.90-97.
[29] Ebd., S.97-102.

Die wichtigsten Errungenschaften bestehen in der Zelltheorie, der physiologischen Chemie, der Zellularpathologie und der Bakteriologie.

Die Zelltheorie wird von Theodor Schwann begründet; sie besagt, dass alle lebenden Gewebe aus Zellen bestehen. Jakob Henle erkennt, dass Epidemien durch Mikroorganismen hervorgerufen und durch Ansteckung übertragen werden. Die Begründung der Biochemie (auch physiologische Chemie) fällt ebenfalls ins 19.Jahrhundert. Durch diese wurde beispielsweise die Routineuntersuchung des Urins entwickelt. Im Gebiet der pathologischen Anatomie erreicht Rudolf Virchow großes Ansehen durch seine Zellularpathologie. Die zweite Hälfte des 19.Jahrhunderts wird auch als „Periode der Labormedizin" bezeichnet, denn hier wird entdeckt, dass Infektionskrankheiten durch Mikroorganismen verursacht werden, die Bakteriologie nimmt ihren Siegeszug auf. Rasch entdecken unzählige Forscher und Ärzte die Erreger für die unterschiedlichsten Krankheiten. Tiere wurden als Überträger parasitärer Organismen identifiziert, die Narkose wurde entdeckt, die Neurologie und Psychiatrie begründet. Sigmund Freud betreibt Psychoanalyse. Die Errungenschaften sind zahlreich und können nicht in ganzer Länge ausgeführt werden.

Da der Umbruch nun erreicht ist, durch den die Naturwissenschaften nun vollends akzeptierte „Erklärer" der Medizin sind und die Ursachen der Krankheit und ihre Erreger durch sie weitestgehend identifiziert werden können, wird auf die Weiterentwicklung der Medizin im 20. und 21. Jahrhundert nicht mehr eingegangen. Die Aufsplitterung der Medizin in zahlreiche Fachgebiete nimmt ihren Lauf und die Ära der Bakteriologie ist angebrochen. [30] Stichworte für die Weiterentwicklung der theoretischen Konzepte der Medizin im 20. Jahrhundert sind beispielsweise Hormone, vegetatives Nervensystem, Molekularpathologie und Vererbungslehre. [31] Auf die Krankheitskonzepte der heutigen Zeit wird im Folgenden noch eingegangen (siehe Punkt 4.4).

---

[30] Ackerknecht 1992, S.123 und S.140.
[31] Ebd., S. 168.

4. Krankheitskonzepte im Überblick

Im Folgenden wird die Gliederung der Konzepte von Krankheiten nach Eduard Rothschuh (1978) vorgestellt und beschrieben.

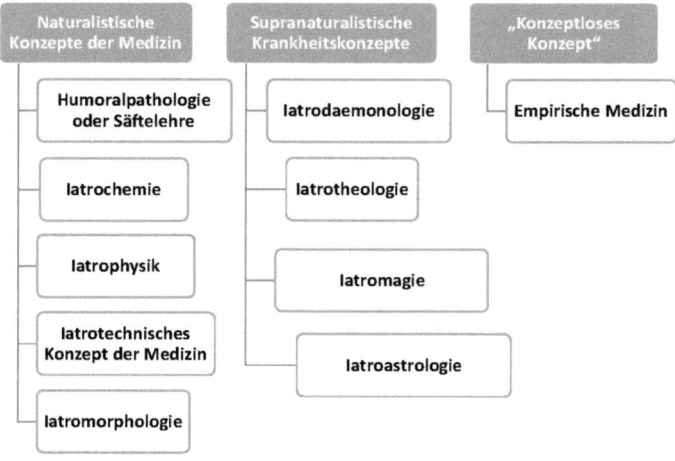

Abb. 3 Schaubild der Krankheitskonzepte nach Eduard Rothschuh (1978)

4.1 Naturalistische Konzepte der Medizin

Zu den naturalistischen Konzepten der Medizin zählen die Humoralpathologie oder Säftelehre ebenso wie die Iatrophysik, -chemie und –morphologie. Auch das Iatrotechnische Konzept des 19. Und 20. Jahrhunderts wird hier eingeordnet.[32]

4.1.1 Humoralpathologie oder Säftelehre

Bei der Suche nach dem Prinzip alles Seienden versuchten sich die Vorsokratiker an einem Konzept der Erklärung des Menschen uns seiner Natur. „Diese ersten Lehren von Gesundheit und Krankheit betonen vor allem die Rolle der Humores, der Säfte, im Körper."[33] Genannt wird dieses Konzept Humoral- oder Säftepathologie.[34]

4.1.2 Iatrophysik, Iatrochemie, Iatromorphologie

Iatrophysik, Iatrochemie und Iatromorphologie gehören auch zur sogenannten „Solidarpathologie", die nach einer Erklärung von Krankheiten entweder in den physikalischen, meist aber auch in den mechanischen Eigenschaften sucht.

---

[32] Rothschuh 1978, S.16.
[33] Ebd., S.185.
[34] Ebd.

11

Dann bezeichnet man sie als Iatrophysik bzw. Iatromechanik. Sucht sie die Erklärung in den anatomischen Strukturen der Körperbestandteile, bezeichnet man sich als Morphopathologie oder Iatromorphologie.[35]

4.1.3 Iatrotechnisches Konzept der Medizin

Als Iatrotechnik bezeichnet man eine nach der Denk- und Arbeitsweise der Technik denkenden und vorgehenden Medizin. Technik bedeutet hier die Anwendung von physikalisch-chemischen Verfahren zur Verwirklichung praktischer Zielsetzungen.[36]

4.2 Supranaturalistische Konzepte der Medizin

Die supranaturalistischen Konzepte der Medizin sind Iatrodaemenologie, Iatrotheologie, Iatroastrolgoie und Iatromagie.[37]

4.2.1 Iatrodaemonologie

„[Sie ist] die Annahme, dass böse Geister, Dämonen oder Teufel die Krankheit hervorrufen [und] existiert wohl unabhängig von Iatroastrologie und Iatromagie, doch findet sie in der magischen Weltsicht einen guten Boden und verbindet sich daher gerne mit ihr.“[38]

4.2.2 Iatrotheologie

Der Grundgedanke der Iatrotheologie ist die „Vorstellung von Krankheit als Folge von Ungehorsam, Sünde und Schuld des Menschen vor Gott.“[39] Sie tritt in verschiedenen Abwandlungen auf.[40]

4.2.3 Iatroastrologie / Astromedizin

„Darunter verstehen wir die Vorstellung von Hineinwirken von Sternenkräften und Sternengeistern in die Welt des Menschen, zumal in den Bereich von Gesundheit, Krankheit, Fruchtbarkeit, Leistungsfähigkeit usw.“[41]

4.2.4 Iatromagie

Wendet man magische Denkweisen auf die Vorstellung von Krankheit und Gesundheit und deren Zusammenhang an, so spricht man von Iatromagie. Sie beinhaltet die „Überzeugung von Existenz und Wirken unmittelbarer geheimnisvoller Kräfte, die sich in Sympathien und Antipathien, Anziehungen und Feindschaften äußern und mit guter oder böser Zielsetzung angewendet werden können (=weiße und schwarze Magie).“[42]

---

[35] Rothschuh 1978., S.224.
[36] Ebd., S.417.
[37] Ebd.,S.18.
[38] Ebd.
[39] Rothschuh 1978, S.18
[40] Ebd.
[41] Ebd.
[42] Edb.

4.3 „Konzeptloses Konzept"

Die empirische Medizin ist laut Rothschuh ein „konzeptloses Konzept", da sie weder naturalistische noch supranaturalistische Erklärungen für Krankheit bietet, sondern vorgibt, sich nur an Beobachtung und Erfahrung zu halten. Sie erlebt immer wieder eine Renaissance, wenn verbreitete Konzepte im Niedergang begriffen sind.[43]

5. Krankheitskonzept(e)? - Heute

Eine genaue Definition von Krankheit und Gesundheit ist schwierig. Die weltweit anerkannteste Definition für Gesundheit dürfte die der World Health Organization (WHO) sein:

> "Health is a state of complete physical, mental and social well-being and not merely the absence of disease or infirmity."[44]

Laut Duden ist die Krankheit eine „körperliche, geistige oder psychische Störung, die an bestimmten Symptomen erkennbar ist" oder auch die „Zeit des Krankseins".[45] Diese Definitionen gelten schon längere Zeit und verändern sich wohl auch zunächst nicht mehr. Wenn man davon ausgeht, dass sich das Krankheitskonzept im Sinne einer naturwissenschaftlichen Auffassung und Erklärung von Erkrankungen seit dem 19. Jahrhundert nicht mehr grundlegend geändert hat, könnte man sagen, dass heute immer noch eine Iatrophysik-, -Chemie und –Biologie vorherrscht. Wie man heute die Krankheit sieht, baut also auf den Vorstellungen der Zellularpathologie und Biochemie auf.

> „Der Begriff Pathologie bezeichnet als Teilgebiet der Medizin die Lehre von den abnormen und krankhaften Vorgängen und Zuständen von Lebewesen und deren Ursachen. Kurz ist Pathologie die Krankheitslehre und Krankheitsforschung."[46]

Beruhend auf der Pathologie diagnostiziert der Arzt die Krankheit und kann eine Behandlung in die Wege leiten. Jedes Organ hat seine eigene Pathologie.[47] Die wissenschaftlichen Festlegungen rund um Krankheit sind also Grundlage unseres heutigen Krankheitskonzeptes. Da nicht jeder „Normalbürger" die oft komplexen medizinischen und biochemischen Zusammenhänge erkennen und verstehen kann, verlässt er sich meist auf den behandelnden Arzt. Doch kann man mit Sicherheit sagen, dass nicht jeder an die wissenschaftlichen Konzepte glaubt, sei es durch Religion oder aufgrund von anderen kultur- oder personenbezogenen Ansichten und Werten.

---

[43] Rothschuh 1978, S.20.
[44] WHO definition of health, 1946.
[45] Duden 2014.
[46] Antwerpes 2014.
[47] Ebd.

Ein wichtiger - im Zusammenhang mit den Krankheitskonzepten interessanter - Begriff in der Psychologie ist der der „subjektiven Krankheitstheorie". Diese Theorien sind „komplexe kognitive Gebilde, die das individuelle Wissen über Erkrankungen bündeln und organisieren".[48] Sie entstehen bei der Auseinandersetzung und Verarbeitung der Erfahrungen und Erlebnisse während einer Krankheit. Sie dienen dazu die Erfahrungen zu erklären und einzuordnen und erleichtern Entscheidungen und den Umgang mit der Krankheit. Die Informationen entstehen dabei durch eine individuelle Mischung von Erfahrungen, Beobachtungen, Medienvermittlung, und durch Gespräche mit Betroffenen oder Fachleuten. Die Subjektivität kann in verschiedenen Kategorien eingeordnet werden: Annahmen über Symptomatik, Folgen, Heilbarkeit, Verlauf und Sinnhaftigkeit einer Erkrankung.[49] Ein gutes Beispiel hierzu findet sich in einem Projekt von Sandra Dunkelberg (Universitätsklinikum Hamburg-Eppendorf):[50] Die „Patienten einer hausärztlichen Praxis [wurden] in Intensivinterviews nach ihren Krankheitskonzepten zum Komplex Erkältungen/Grippe befragt."[51] Als Beispiel ist hier aufgeführt, dass „bei 13 Patienten [...] 7 verschiedene Erklärungen zum Begriff "grippaler Infekt" identifiziert werden [konnten]". Einige Auszüge aus den Interviews bestätigen das Vorhandensein eines subjektiven Krankheitskonzeptes:

„Ich behaupte mal, das ist ein anderes Wort der Ärzte für eine Erkältung";

"Hört sich für mich noch eine Spur schärfer an. Es ist nicht nur die Grippe, sondern auch noch ein grippaler Infekt, das kann auch noch mit Magen Darm und so weiter zusammenhängen.... Für mich hat das die Implikation eines Steigerungsgrades..."

"So wie ich das aus den Krankschreibungen entnehme...eine stärkere Erkältung ..... vielleicht so ein bisschen zwischen Erkältung und Grippe, also ein Mittelding...."[52]

6. Fazit

Zusammenfassend kann man sagen, dass es im Verlaufe der Menschheitsgeschichte unterschiedliche Vorstellungen und Erklärungen von Krankheiten, deren Entstehung und Ursachen und deren Heilmöglichkeiten gab. Sie entwickelten sich immer weiter, neue kamen dazu und alte wurden wieder aufgegriffen und erweitert oder neu interpretiert. Vorherrschend waren die Humoralpathologie des Hippokrates aber auch supranaturalistische Konzepte wie die Iatrotheologie und Iatromagie die durch religöse oder magische Vorstellungen geprägt waren.

---

[48] Papadakis 2010.
[49] Ebd.
[50] Dunkelberg 2010.
[51] Ebd.
[52] Ebd.

Heutzutage ist das wissenschaftlich und allgemeingültig anerkannte Konzept eine Erklärung der Krankheit durch die Methoden der Medizin, vor allem durch die Ätiologie und Pathologie, also ein iatrochemisches bzw. iatrophysikales Erklärungsmodell, das sich auf die Biochemie und Zellularpathologie stützt. Jedoch kann man nicht sagen, dass jede Individualperson dieses Prinzip als richtig anerkennt, da die heutige Individualgesellschaft unzählige Alternativkonzepte bereithält. Diese sind wohl meist religiös oder kulturell geprägt. Außerdem besteht für nahezu jeden Menschen eine individuelle, subjektive Krankheitswahrnehmung und –vorstellung, die in der Psychologie als „subjektives Krankheitskonzept" definiert wird. Dieses Modell von einem meist sehr individuellen und durch eigene Erfahrungen geprägten Krankheitskonzept entspricht meiner Meinung nach am ehesten der Wirklichkeit und berücksichtigt die Vielzahl an Möglichkeiten der Krankheitsvorstellung.

LITERATURVERZEICHNIS

Ackerknecht 1992   Ackerknecht, Erwin Heinz; Murken, Axel Hinrich: Geschichte der Medizin. Stuttgart 1992.

Antwerpes 2014   Antwerpes, Dr. Frank; Beutler, Bettina; Graf von Westphalen, Georg: Pathologie (2014). <http://flexikon.doccheck.com/de/Pathologie?utm_source=www.doccheck.com&utm_medium=web&utm_campaign=DC%2BSearch> (15.03.2014).

Duden 2014   DUDEN: Krankheit (2014). <http://www.duden.de/rechtschreibung/Krankheit> (15.03.2014).

Dunkelberg 2006   Sandra Dunkelberg: Frau Doktor, ich habe eine Kopfgrippe!! Subjektive Krankheitskonzepte zu Erkältungskrankheiten (2006). <https://www.uke.de/institute/allgemeinmedizin/index_23960.php> (15.03.2014).

o.A. Ätiologie, 2014   o.A.: Ätiologie (2014). <https://www.duden.de/rechtschreibung/Aetiologie> (11.3.2014).

o.A. Iatrologie,2014   o.A.: Iatrologie (2014). <https://www.duden.de/rechtschreibung/Iatrologie> (11.03.2014).

o.A., Pathologie, 2014   o.A.: Pathologie (2014). <https://www.duden.de/rechtschreibung/Pathologie> (11.03.2014).

Papadakis 2010   Antal Papadakis: Subjektive Krankheitskonzepte (2010). <http://www.psychology48.com/deu/d/subjektive-krankheitskonzepte/subjektive-krankheitskonzepte.htm> (15.03.2014).

Rothschuh 1978   Rothschuh, Karl Eduard: Konzepte der Medizin in Vergangenheit und Gegenwart. Stuttgart 1978.

Schipperges 1999   Schipperges, Heinrich: Krankheit und Kranksein im Spiegel der Geschichte. Berlin 1999.

Teske 2012   O. Teske: Asklepios (2012). <http://www.antike-heilkunde.de/AntikeHeilkunde/Aerzte/Asklepios/Asklepios.php> (15.03.2014).

WHO definition of Health 1946   o.A.: WHO definition of Health (1946). <http://www.who.int/about/definition/en/print.html> (15.03.2014).

(Preamble to the Constitution of the World Health Organization as adopted by the International Health Conference, New York, 19-22 June, 1946; signed on 22 July 1946 by the representatives of 61 States (Official Records of the World Health Organization, no. 2, p. 100) and entered into force on 7 April 1948.l)

ABBILDUNGSVERZEICHNIS

O. Teske: Asklepios (2012). <http://www.antike-
heilkunde.de/AntikeHeilkunde/Aerzte/Asklepios/Asklepios.php> (15.03.2014).

Bild-URL:
http://www.antike-
heilkunde.de/AntikeHeilkunde/Aerzte/Asklepios/Asklepios_Statue_02_03.png

Rothschuh, Karl Eduard: Konzepte der Medizin in Vergangenheit und Gegenwart.
Stuttgart 1978.
S. 186.

Selbst erstellte Grafik, nach Rothschuh 1978, S.15-20.

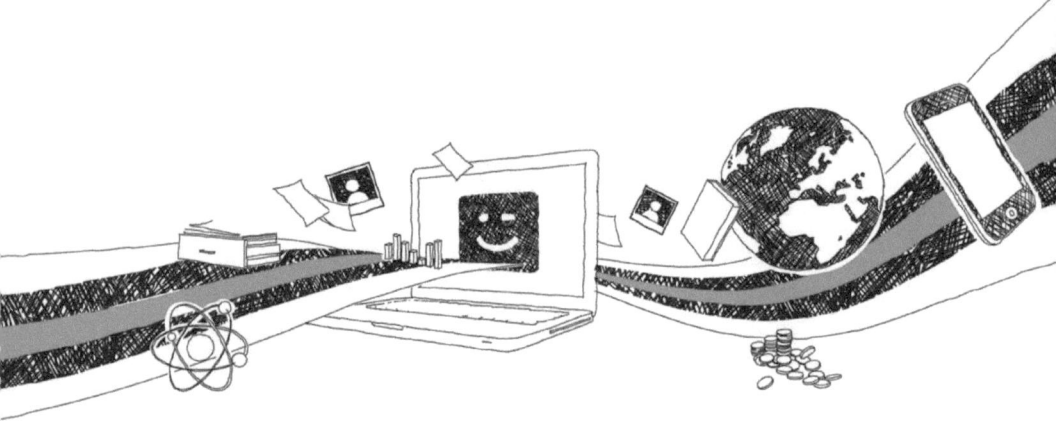
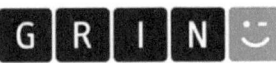